**Tuberculose
sem Medo**

# PNEUMOLOGIA E TISIOLOGIA

## Outros livros de interesse

**Bethlem** – Pneumologia 4ª ed.
**Capone** – Série Cadernos de Radiologia Torácica
   Vol. 1 Introdução ao Estudo da Tomografia Torácica
   Vol. 2 Tomografia Computadorizada de Alta-Resolução – Nas Doenças Intersticiais Pulmonares com Correlação Anatomopatológica
   Vol. 3 A Tomografia Computadorizada no Estudo do Nódulo Solitário
   Vol. 4 A Tomografia Computadorizada nas Supurações Broncopulmonares e nas Doenças da Pleura .
   Vol. 5 A Tomografia Computadorizada no Diagnóstico da Tuberculose Pulmonar e Extrapulmonar
   Vol. 6 A Tomografia Computadorizada na Avaliação do Mediastino
   Vol. 7 A Tomografia Computadorizada na Avaliação das Pneumopatias Relacionadas à AIDS
   Vol. 8 A Tomografia Computadorizada Espiral no Estudo das Doenças Pulmonares
**Carvalho** – Ventilação Mecânica (Vol. 1) Básico
**Terzi** – Ventilação Mecânica (Vol. 2) Avançado
**Clemax** – Tuberculose na Infância
**Dirceu Costa** – Fisioterapia Respiratória Básica
**Gilvan** – A Tuberculose sem Medo
**Gilvan** – Tuberculose: Do Ambulatório à Enfermaria 2ª ed.
**Grumach** – Alergia e Imunologia na Infância e na Adolescência
**Jansen** – Pneumopatias Intersticiais Difusas
**Jansen** – Prática Pneumológica – 101 Casos Selecionados do Dia-a-Dia
**Kopelman e Grinsburg** – Distúrbios Respiratórios no Período Neonatal
**Levene e Davis** – Dor Torácica: Seu Diagnóstico e o Diagnóstico Diferencial
**Menna Barreto** – Semiologia do Aparelho Respiratório
**Morrone e Fiuza de Mello** – A Tuberculose
**Negreiros** – Alergologia Clínica
**Novais** – Como Ter Sucesso na Profissão Médica 2ª ed.
**Pessoa** – Pneumologia Clínica e Cirúrgica
**Protásio da Luz** – Nem só de Ciência se Faz a Cura
**Rozov** – Doenças Pulmonares em Pediatria – Diagnóstico e Tratamento
**Rufino** – Testes de Função Respiratória – Do Laboratório às Aplicações Clínicas com 100 Exercícios para Diagnóstico
**SPPT** (Soc. Paul. Pneum. Tisiol.)
   Vol. 1 Pneumologia – Atualização e Reciclagem 96
   Vol. 2 Pneumologia – Atualização e Reciclagem 97/98
   Vol. 3 Pneumologia – Atualização e Reciclagem 2000
**Taylor** – Terapêutica Respiratória Intensiva – Conduta, Técnica e Prática
**Vallada** – Manual de Exames de Escarro com Estudo das Secreções das Vias Aéreas Superiores
**Williams** – Asma – Guia Prático para o Clínico

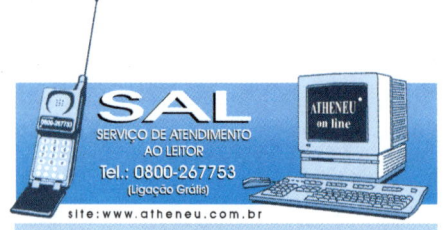

SAL
SERVIÇO DE ATENDIMENTO AO LEITOR
Tel.: 0800-267753
(Ligação Grátis)
ATHENEU on line
site: www.atheneu.com.br

O PRONTO ATENDIMENTO DE SUAS DÚVIDAS E SUGESTÕES

# Tuberculose sem Medo

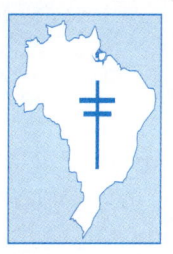

Marcus B. Conde
Gilvan Muzy de Souza
Afrânio L. Kritski

**Atheneu**

São Paulo • Rio de Janeiro • Belo Horizonte

EDITORA ATHENEU

São Paulo – Rua Jesuíno Pascoal, 30
Tels.: (11) 222-4199 • 220-9186
Fax: (11) 223-5513
E-mail: edathe@terra.com.br

Rio de Janeiro – Rua Bambina, 74
Tel.: (21) 2539-1295
Fax: (21) 2538-1284
E-mail: atheneu@atheneu.com.br

Belo Horizonte – Rua Domingos Vieira, 319
– Conj. 1.104

PLANEJAMENTO GRÁFICO/CAPA: Equipe Atheneu

**Dados Internacionais de Catalogação na Publicação (CIP)
(Câmara Brasileira do Livro, SP, Brasil)**

Conde, Marcus B.
  Tuberculose sem medo / Marcus B. Conde, Gilvan Muzy de Souza, Afrânio L. Kritski — São Paulo: Editora Atheneu, 2002.

  I. Tuberculose I. Souza, Gilvan Muzy de.
II. Kritski, Afrânio L. III. Titulo

01-4699

CDD-616.995
NLM-WF 200

Índices para catálogo sistemático:
1. Tuberculose: Medicina 616.995

*CONDE M.B., DE SOUZA G.M., KRITSKI A.L.*
*Tuberculose sem Medo*

© *Direitos reservados à EDITORA ATHENEU São Paulo, Rio de Janeiro,*
*Belo Horizonte – 2002*

## *Os Autores*

Marcus B. Conde, Gilvan Muzy de Souza e Afrânio L. Kritski são médicos e professores de Pneumologia e Tisiologia da Faculdade de Medicina da Universidade Federal do Rio de Janeiro, com mestrado e doutorado nesta área. Além disso, são pesquisadores em tuberculose da Universidade Federal do Rio de Janeiro e de universidades do exterior. Trabalham também no Programa de Controle da Tuberculose Hospitalar do Hospital Universitário Clementino Fraga Filho da Universidade Federal do Rio de Janeiro. Participaram e participam, em conjunto ou individualmente, de várias comissões e reuniões normatizadoras, no Brasil e no exterior, para o combate e controle da tuberculose. Em conjunto já apresentaram mais de 100 trabalhos científicos sobre tuberculose, em congressos e revistas médicas nacionais e internacionais, e são autores do livro médico *Tuberculose — Do Ambulatório à Enfermaria,* ora em sua segunda edição, pela Editora Atheneu.

*Às nossas famílias*

## *Agradecimentos*

À Editora Atheneu, na pessoa do Alexandre Massa, ao Dr. Paulo Rzezinski, a Lúcia Barreiros, aos datilógrafos, aos revisores e a todos profissionais da área de saúde, pacientes, conhecidos e amigos que com suas dúvidas e sugestões colaboraram para a elaboração deste livro.

Ao Edmilson O. da Silva, do Hospital Universitário Clementino Fraga Filho, da Universidade Federal do Rio de Janeiro, HUCFF/UFRJ, pela sugestão do título e pelo incentivo constante.

# *Prefácio*

Uma vez mais os autores me honraram com o convite para prefaciar outro de seus livros. Atendi no primeiro instante, prefaciando *Tuberculose sem Medo*. Faço-o novamente neste livro. Cumpro a tarefa com sobejo orgulho pelas qualidades do texto e dos autores.

Já tive oportunidade de externar em outras ocasiões que a questão da tuberculose no mundo é bastante distinta de outros problemas de saúde pública: enquanto alguns destes constituem problemas por serem desconhecidos, seja por sua epidemiologia ou pelos meios de sua intervenção, no caso da tuberculose, aparentemente tudo é conhecido. Para a tuberculose, tem-se como sabido: sua causa, modos de transmissão, quadro clínico, diagnóstico, tratamento medicamentoso, imunização etc.

É o caso de se perguntar: por que o problema persiste?

Parece estar havendo muita falta de administração em várias frentes: recursos humanos, financeiros e conhecimentos.

Já é grande a quantidade de conhecimentos científicos acumulada sobre este tema. Falta administrá-lo para colocá-lo à disposição dos possíveis usuários, sejam estes o próprio paciente, a população geral, os trabalhadores da área de saúde ou os professores do aparelho formador destes mesmos trabalhadores. E, uma vez divulgados esses conhecimentos, aplicá-los.

Os autores se propõem no presente livro colaborar nessa "administração" dos conhecimentos, socializando-os, disponibilizando-os fundamentalmente para o público em geral, através de uma linguagem que procura ser simples e acessível. Apresentam breve histórico da tuberculose, algumas informações sobre sua magnitude e o bojo do trabalho se concentra em perguntas que freqüentemente aparecem sobre o assunto.

A leitura da obra certamente responderá as questões que o leitor interessado no tema gostaria de saber.

***Antonio Ruffino Neto***
*Professor Titular de Epidemiologia
da Faculdade de Medicina de
Ribeirão Preto – USP*

# *Introdução*

Nossa intenção, ao escrever este livro, foi responder de maneira simples e com uma linguagem acessível a todos as dúvidas e perguntas sobre a tuberculose que mais comumente ouvimos nos nossos ambulatórios, consultórios ou mesmo em encontros sociais. São questões que tanto podem vir de um paciente que recebeu o diagnóstico de tuberculose ou de um dos seus familiares, como daqueles que mesmo sem doença alguma gostariam de saber um pouco mais sobre a tuberculose, sobre os seus sintomas, sobre o que fazer e a quem procurar em caso de suspeita e, até mesmo, como suspeitar da possibilidade de tuberculose e como fazer para não ficar doente. Para não tornar a leitura cansativa, dividimos o livro em quatro partes. Na primeira parte contamos a história da tuberculose, da Antigüidade aos tempos atuais. Na segunda parte falamos da influência da tuberculose na história, seus personagens verdadeiros e fictícios, além de algumas curiosidades. Na terceira parte, mostramos em que pé está a tuberculose atualmente no mundo e no Brasil, inclusive nos pacientes com Aids, e o que está sendo feito para combatê-la. Na quarta e última parte, respondemos às perguntas que mais comumente nos são feitas sobre tuberculose. Estas perguntas abrangem aspectos que interessam a pacientes com tuberculose, a pessoas que tem parentes e amigos com tuberculose, bem como àquelas que tem curiosidade sobre a doença ou querem ter um pouco mais de cultura geral.

A verdade é que a pressa, a vergonha de perguntar e a falta de conhecimento pela população em geral sobre esta doença e o seu tratamento, tem causado transtornos aos Programas de Combate da Tuberculose em várias partes do mundo, inclusive no Brasil. Assim, o objetivo deste livro não é substituir uma consulta ou a conversa com o médico, mas sim, aumentar o conhecimento das pessoas sobre essa doença de maneira mais informal, mostrando a necessidade de uma comunicação maior entre a população geral e as autoridades de saúde preocupadas com tuberculose.

## *Sumário*

**Parte 1 – A História da Tuberculose,** 1
    No Mundo, 3
    Nas Américas, 9

**Parte 2 – A Tuberculose na História e nas Artes,** 15
    Alguns Personagens Famosos, 17

**Parte 3 – Os Números da Tuberculose,** 21
    No Mundo e no Brasil, 23

**Parte 4 – Dúvidas sobre a Tuberculose,** 27
    Perguntas mais Comuns, 29

**Referências Bibliográficas,** 67

# PARTE 1

## A História da Tuberculose

# *No Mundo*

A tuberculose (TB) não tem bandeira, uniforme ou pátria. Acompanha o homem há muito tempo, talvez desde a época em que ele passava à condição de bípede. Existem relatos de evidência de TB em ossos humanos pré-históricos encontrados na Alemanha e datados de 8.000 antes de Cristo (a.C.). A TB de coluna vertebral e de ossos também já foi encontrada em esqueletos egípcios de 2.500 a.C. Apesar da descrição clínica da forma pulmonar poder ser confundida com outras doenças, documentos antigos hindus e chineses já descreviam quadros de uma doença pulmonar muito semelhante à TB.

À medida que as tribos diminuíram seu caráter nômade, criando aglomerados e aldeias, essa provável TB passa a ser mais citada e conhecida. Uma vez que a TB é transmitida de pessoa para pessoa por via aérea, ou seja, que o contágio ocorre através do ar, quanto maior o número de pessoas em áreas fechadas, maior a possibilidade de contaminação.

Em várias civilizações antigas, os males, entre eles a TB, eram considerados resultado de castigo divino. Coube a Hipócrates, na Grécia antiga, o entendimento de que a TB era uma doença natural e que, pelo seu caráter de esgotamento físico, passou a denominá-la tísica (do grego *phthisikos*, ou seja, que traz consumpção).

Entre os romanos a TB era relativamente comum e encontrada nos escritos de Plínio, o Velho, de Galeno e de Areteu da Capadócia. Nessa época foram descritos os hábitos tísicos e as possibilidades de cura por repouso e climas melhores, assim como foi sugerido tratamento para os sintomas, que também foram estudados nas escolas médicas árabes nos séculos seguintes.

Enquanto os povos aumentavam seus domínios com as guerras, levavam ou entravam em contato com o bacilo da TB. Assim, a doença prosseguiu se espalhando mundo afora, mercê das conseqüências das conquistas e da miséria que a guerra trazia. Isso deve explicar, por exemplo, os relatos de casos de TB entre os romanos já referidos.

Nos séculos XIV e XV os médicos da região que hoje corresponde à Itália começaram a demonstrar a possibilidade de contágio da TB entre as pessoas e procuraram criar condições de profilaxia da doença, ou seja, a partir do isolamento dos doentes e dos seus pertences, tentam evitar a disseminação da doença e as conseqüentes epidemias. Sabia-se muito pouco sobre a TB desse final de Idade Média até o início do Renascimento florentino, por volta do século XVI. Nessa época, um fato histórico interessante era o da cura da TB ganglionar através do toque do rei. Nessa forma de doença, os linfonodos (conhecidos como ínguas pela população), principalmente localizados no pescoço, se fistulizavam, ou seja, criavam espontaneamente pequenos orifícios que permitiam a drenagem ou saída de material purulento do seu interior. Assim, os pacientes portadores desta forma de TB se dirigiam, uma vez por ano em uma data determinada, aos reis da França e da Inglaterra para receber o toque real, acompanhado de orações feitas pelos próprios reis ou por cardeais que os serviam. Dessa forma, foi criado o mito da doença real, que se prolongou até o final do século XVIII. O mais curioso é que muitos pacientes realmente melhoravam. O motivo alegado, porém não comprovado, é que a higiene e o asseio realizado no local da fístula, que precediam o toque real, poderiam de alguma forma exercer algum efeito terapêutico na TB ganglionar.

A partir dos séculos XVII e XVIII surge o estudo da Anatomia (através de autopsia de cadáveres) por parte de nomes como Manget, Morton e, posteriormente, Morgagni. Com a identificação de estruturas com aspecto de tubérculos nas vísceras, em especial nos pulmões, de cadáveres vitimados pela tísica, a TB passa a ser mais bem compreendida e recebe finalmente o seu nome atual, tuberculose.

No século XVIII as cifras de mortalidade por TB eram muito elevadas e medidas duras foram tomadas para combater a peste branca (nome adquirido em contraponto à peste negra, ou bubônica, que cursava com lesões de pele e que, depois soube-se, era transmitida pelas pulgas dos ratos). Em 1750, na Europa Ocidental, ela chegou apresentar taxas de 200 a 400 óbitos por 100.000 pessoas por ano. Assim, Fernando VI, rei de Espanha, proclama em 1751 uma lei que obrigava os médicos a informarem às autoridades de saúde todos os casos de tuberculosos. Os que adoeciam eram afastados da coletividade e os que faleciam tinham todos os seus pertences incinerados. Tais medidas vigoraram por muitos anos e Frédéric Chopin, célebre compositor, foi uma de suas vítimas. Esse compositor, estando nas ilhas Baleares, na baía de Valdemosa, onde convalescia da doença, foi expulso por soldados, que o colocaram em um barco de transporte de porcos e o levaram como portador da terrível peste branca até a ilha de Maiorca. Parece que, apesar da crueldade, Chopin se beneficiou da bela paisagem para nessa época compor alguns dos seus mais belos prelúdios.

É importante entender que o século XVIII corresponde a um momento socioeconômico especial na história da humanidade. A fase pré-capitalista, do século XII ao XV, evoluíra para a utilização de bens de consumo para a troca. Os trabalhadores passam a vender, não mais o seu trabalho, mas, sim, o produto do seu trabalho. A partir do século XVI começa a se generalizar a idéia de troca de trabalho por remuneração, ou seja, por salário, e não mais por produtos. Este processo alcança o seu apogeu justamente nesta época, a segunda metade do século XVIII, com a Revolução Industrial da Inglaterra. É quando se instala claramente a diferença entre os poucos possuidores dos meios de produção e os exércitos de trabalhadores. Os artesãos e as pequenas manufaturas começam a falir e todos passam a ser operários de fábricas. Os latifúndios crescem cada vez mais e os camponeses são empurrados das terras para os centros onde se localizam as chances de emprego, os centros urbanos. Ocorre o êxodo rural e o conseqüente barateamento da mão-de-obra. As grandes cidades e centros urbanos se incham e empobrecem ocorrendo um aviltamento cada vez maior das condições sanitárias e alimentares. Na sua trajetória de companheira do homem nos momentos difíceis, a TB começa a grassar de maneira impiedosa nesses locais.

A partir de 1800, começa uma nova época no entendimento da TB. Em 1865, Villemin estuda a inoculação em cobaias de material retirado de tubérculos obtidos de seres humanos e, em 1882, Robert Koch descobre seu agente causador, o bacilo da tuberculose, também chamado hoje *bacilo de Koch*. Em 1885 Röentgen, com suas descobertas, traz grandes progressos para o diagnóstico e acompanhamento da TB através da radiografia. É a época do grande adoecimento por esta doença e também dos grandes descobrimentos, embora quase nada se soubesse ainda sobre o seu tratamento. Discutia-se a necessidade do isolamento absoluto dos pacientes em sanatórios com clima de montanha ou ares marítimos. Nesses locais, os pacientes deveriam permanecer em repouso total, expostos ao ar livre e recebendo boa alimentação. Os medicamentos eram à base de quinino, creosoto, enxofre, cálcio e preparados de ouro e bismuto. A necessidade de internação dos doentes pode ser observada pelos dados de que, em 1939, a França dispunha de 30.000 leitos para TB em 189 sanatórios e 20.000 leitos em hospitais sanatórios. Surgem as grandes estâncias climáticas na Europa, na *Côte D'Azur*, nos Alpes etc., já precedidas das instalações do Centro de Pesquisa em Davos, na Suíça.

Durante todo o século XIX e início do século XX, o sofrimento e o confinamento, proporcionados pela doença, tornavam as almas tristes e poéticas. Nessa época, é freqüente a referência da TB entre literatos, poetas, músicos e escritores. É a época de morrer cedo, de morrer jovem.

Até a década de 1940, o tratamento da TB ainda era basicamente o repouso e boa alimentação nos sanatórios. Também eram tentados tratamentos cirúrgicos como, por exemplo, a resseção (retirada) de pedaços do pulmão doente. A injeção de ar no espaço pleural (que é uma espaço entre o pulmão e a parede do tórax) promovendo o pneumotórax era outra tentativa com algum sucesso. Entretanto, a partir de 1940 começam a surgir os antibióticos e os quimioterápicos que iriam trazer finalmente a cura da TB, nos anos seguintes. A estreptomicina é descoberta em 1944 e a isoniazida, descrita desde 1912, tem sua eficácia contra a tuberculose demonstrada em laboratório em 1945. A peste branca começa a ser efetivamente enfrentada. Na década de 1960 é instituído o esquema definitivo, usando três antibióticos ao mesmo tempo, que consegue curar 95% dos pacientes. Esses antibióticos eram administrados aos pacientes internados em sanatórios, diariamente, por um período de tempo que variava de 18 a 24 meses. Assim, os pacientes ficavam afastados da sociedade cerca de dois anos para serem curados da TB. O crescimento do saber levou as nações desenvolvidas a acreditar que no fim do século XX a TB estaria, senão erradicada, pelo menos confinada aos países pobres. Entretanto, os intensos movimentos migratórios populacionais, o desmantelamento dos sistemas de saúde pública, a crise social/financeira mundial e o advento da Aids puseram por terra esse sonho. Dessa forma, essa fiel companheira da evolução do homem continua a nos ensinar mostrando que enquanto houver miséria e mísseis no mundo, ela continuará presente.

# Nas Américas

Nas Américas existem citações de achados compatíveis com TB em múmias pré-colombianas. Entretanto, foi com a chegada dos europeus que a doença realmente se manifestou, de forma grave e aguda entre os ameríndios. Assim, temos os relatos do acontecido com os índios norte-americanos quando privados de sua liberdade e confinados em reservas: uma taxa de mortalidade de 100 para cada 10.000 índios vivos em 1881, de 900 em 1886 e de 1.400 posteriormente. Morriam de doença disseminada por todo organismo em um intervalo de tempo que variava de três a nove meses.

No Brasil, a chegada dos missionários trouxe também a disseminação da TB entre os índios. Vários religiosos morreram de ou com TB, como Manoel de Nóbrega, Francisco Pirra, José de Anchieta e Gregório Serrão, entre outros. O padre Manoel de Nóbrega, em carta enviada ao seu Provincial Miguel Torres em 1557, descreveu seus males: "A mim devem-me já ter por morto, porque ao presente fico deitando muito sangue pela boca." Em outubro de 1570, viria a morrer de hemoptise maciça. Nos primórdios da colonização do Brasil, as referências a TB eram escassas. A sífilis, doença sexualmente transmissível também trazida pelos europeus, era a maior causa de adoecimento entre os índios, os negros e os brancos. Segundo Gilberto Freyre, em *Casa grande e senzala*:

A *sifilização* do Brasil resultou, ao que parece, dos primeiros encontros, alguns fortuitos, de praia, de índias com os europeus: portugueses, franceses e espanhóis. Principalmente de portugueses e franceses. Degredados, cristãos-novos, traficantes nômades de madeira de tinta, que aqui ficavam, deixados pelos seus para irem se acamaradando com os indígenas.

Alguns relatos da TB na fase colonial procuram associar a doença a fatores de clima, como, por exemplo, Jonh Martius, que, ao comparar São Paulo com o Rio de Janeiro, afirma que "aqui (no Rio) as doenças mais comuns são as reumáticas, os estados inflamatórios principalmente nos olhos, no peito, no pescoço e subseqüente tísica pulmonar e traqueal". Para Gilberto Freyre, entretanto, a presença da TB, mais freqüente no Rio que em São Paulo, era decorrente mais da alimentação inadequada da população escrava dos latifúndios de monocultura, pois os negros que vieram trazidos para as senzalas não conheciam a TB, sendo contaminados pelos seus senhores. Em 1835, o Dr. José Jobim faz referência ao trabalho forçado nas cidades e a má alimentação como responsável pelo predomínio de várias moléstias entre os operários e escravos domésticos no Rio de Janeiro, como "sífilis, reumatismo e (...) tubérculos pulmonares". Também no Brasil, a exemplo do resto do mundo, à medida que a Revolução Industrial progredia, levando ao crescimento desordenado das cidades e agravamento da pobreza, a TB avançava. A abolição da escravatura, que troca a "proteção" da senzala pela "liberdade" sem apoio para o trabalho e sem salário para a comida, através da marginalização social aumenta a freqüência da TB nos grandes centros brasileiros. Dados citados pelo Professor Clementino Fraga Filho, referentes a 1860, pouco antes da abolição da escravatura, mostram que a mortalidade no Rio de Janeiro era de 1.200 por 100.000 habitantes. "Para isso, contribuíram certamente as desfavoráveis condições sociais e de higiene da cidade naquela época, além da menor resistência dos negros escravos, que ofereciam à infecção terreno virgem e, pois, altamente sensibilizado." Do mesmo autor, temos os dados de 1929, em que calcula a existência de 23.000 casos de TB no Rio. Admitia, entretanto, ser esta uma estimativa provavelmente bem inferior à realidade.

Seguindo a evolução médica européia, o Brasil também desenvolveu as suas estâncias climáticas com grande número de sanatórios que ficaram famosos, em cidades como São José dos Campos, Campos do Jordão, Correias, Friburgo etc. Aos poucos, a luta contra a TB começa a ser articulada e, em 1900, é criada a Liga Brasileira Contra a Tuberculose e, em 1927, são criados os primeiros preventórios para filhos de tuberculosos. É criada a seguir a Inspetoria de Profilaxia de Tuberculose e, em 1930, o Ministério de Educação e Saúde Pública. Com isso, é aumentada a ação do Estado contra a TB. Em 1941, é constituído o Serviço Nacional de Tuberculose e, em 1942, é lançada a Campanha Nacional contra a Tuberculose. Como a cura da TB com os medicamentos fora obtida na década de 1960, os organismos internacionais propuseram que as atividades de controle da TB deveriam ser centralizados no Estado. Em razão disso, a partir de 1970, é instalado o controle estatal total sobre a doença através da Divisão Nacional de Tuberculose, transformada em 1976 em Divisão Nacional de Pneumologia Sanitária (DNPS). Os esforços através de cursos para as equipes de saúde, de normas de atendimento e tratamento e, principalmente, com a distribuição gratuita dos remédios utilizados para o tratamento em todo o país e para todos os que padeciam dessa doença, trouxeram efeitos excelentes no controle da TB. A grande maioria dos sanatórios foi fechada, e o tratamento passou a ser feito de forma organizada e praticamente em sua totalidade em postos de saúde das secretarias municipais ou estaduais de saúde, ficando reservada a internação em poucos hospitais (ex-sanatórios) apenas para os casos considerados especiais. Entretanto, a partir de 1990, vários fatores concorrem para que a TB fugisse novamente ao controle não só no Brasil, mas em todo o mundo. No Brasil, até 1990, o número de casos de TB vinha caindo na proporção de 2% a 4% ao ano. Entretanto, nos últimos anos, esta taxa de redução anual diminuiu, com conseqüente aumento no número de casos de TB. No nosso país, este fato ocorreu por vários motivos. A reestruturação no Ministério da Saúde, promovendo a extinção da DNPS, em 1990, foi um fator. A crise socioeconômica que atingiu nossa população com a conseqüente piora nas condições de vida, aumento da pobreza e piora das condições de moradia (aglomeração em favelas) foi outro. Foi observado também um aumento impressionante de casos de TB em determinadas áreas do Brasil, principalmente em áreas urbanas onde havia um concomitante aumento da infecção pelo vírus da Aids na população geral. Para piorar mais ainda esse quadro, ocorreu um aumento no número de pacientes cuja TB era resistente aos medicamentos usuais. Isso aconteceu sobretudo em pacientes que já estavam em tratamento em grandes hospitais gerais por doenças que podem ocasionar a diminuição da resistência do organismo com a Aids, o câncer, a insuficiência renal etc.

Em 1993, a Organização Mundial de Saúde (OMS) resolveu classificar a TB de doença reemergente, embora, no dizer do Professor Ruffino Netto, no Brasil ela seja "ficante", pois sempre esteve presente, em menor ou maior escala. Organismos internacionais (OMS e União Internacional contra a Tuberculose) propõem uma urgente reavaliação das atividades usadas no controle da tuberculose, principalmente nas grandes cidades. Estudos realizados nos últimos anos mostram que o conjunto de ações e atividades utilizado para o controle da TB numa região é a intervenção que mais traz retorno à sociedade quando comparada com recursos dispensados no controle de outras doenças infecciosas. O controle da TB traz enormes repercussões econômico-sociais, pois, ao evitá-la, milhares de pessoas em idade produtiva deixarão de ser afetadas, continuarão a trabalhar e deixarão de contaminar outras pessoas que ao ficarem doentes também deixarão de trabalhar e podem vir a contaminar outras pessoas. Evitando a doença, portanto, está se interrompendo um círculo vicioso. Assim, em 1999, as autoridades ministeriais brasileiras lançaram o Programa Nacional de Luta contra a Tuberculose, caracterizado fundamentalmente pela introdução do tratamento supervisionado oficialmente no país e a mudança de administração burocrática para administração gerencial. Esperamos que esta ação frutifique, pois, pelo menos no Rio de Janeiro, a situação da TB não está muito longe daquela referida por Clementino Fraga há 70 anos.

# PARTE 2

## A Tuberculose na História e nas Artes

# *Alguns Personagens Famosos*

A Tuberculose (TB) fez muitas vítimas ilustres mundo afora, nas mais diversas atividades. Com a intenção de mostrar a universalidade da doença, citaremos algumas das suas vítimas. Na Igreja católica, além dos jesuítas já citados, temos os santos: Tereza de Jesus, Francisco de Assis, Francisco de Borja, Luiz Gonzaga e Leopoldo de Porto Maurício. Entre os reformadores da Igreja, tiveram TB o próprio Calvino e Wesley. Dos políticos, lembramos Kerensky, Bolívar e Salazar. Nos tronos, citamos Tutankamon, Nefertiti, Afonso XII, D. Pedro I do Brasil, Henrique VII da Inglaterra e Carlos IX da França. Entre os homens da ciência, Laennec, Graham Bell e Bichat. Atrizes como Sarah Bernhardt, Eleonora Duse e Vivien Leigh. Músicos como Chopin, Mozart, Weber, Rossini e Paganini. O maior tenor de todos os tempos, o grande Caruso, morreu em meio à hemoptise. Sem falar no nosso brilhante Noel Rosa, falecido de TB aos vinte e poucos anos. Pensadores e literatos como Dostoievsky, Goethe, Descartes, Kant, Prosper Merrimée, Balzac, Rousseau, Walt Whitmann, Eugene O'Neill, Maximo Gorki, Voltaire, Molière, Edgar Allan Poe, Dickens, Byron, Alfred Musset, Albert Camus, Somerset Maughan, George Orwell, Julio Diniz, Eça de Queiroz e muitos outros. Entre as musas inspiradoras temos Madame Charles, de Lamartine; Ivone, de Guy de Maupassant; Pauline Beaumont, querida por Chateaubriand; Virginia, de Edgar Allan Poe; Simonetta Vespucci, modelo de Botticelli para a sua Vênus;

Marie de Duplesis, que inspirou a Dama das Camélias; a esposa de Conan Doyle; Gala, a musa de Salvador Dali, e muitas mais.

No Brasil, muitas pessoas do mundo das artes tiveram TB ou dela morreram. A doença trazia, na fase anterior aos remédios que a curariam, um quê de romantismo. A doença, que consumia, emagrecia e empalidecia, era vista como um marco diferencial para o sentimentalismo, para a inspiração. Entre os nossos escritores, poetas, pensadores e artistas podemos citar Casimiro de Abreu, Castro Alves, Gonçalves Dias, Álvares de Azevedo, Augusto dos Anjos, Dinah Silveira de Queiroz, Cruz e Souza, Graciliano Ramos e José do Patrocínio. Mesmo os que não adoeceram, escreveram sobre a TB em seus personagens como Jorge Amado, Machado de Assis, Mário de Andrade e outros. Aliás, abordando a TB no mundo da literatura, não se pode esquecer de Thomas Mann, autor de *A montanha mágica*, escrito 12 anos depois do autor ter estado no sanatório de Davos, na Suíça, em 1912, acompanhando a esposa, talvez ele próprio também doente. O livro descreve o universo da segregação dos tuberculosos, a criação de grupos, as aflições filosóficas, enfim, um mundo que somente os doentes conheciam. Um mundo em que aqueles afastados da sociedade em uma condenação sem crime, só falavam com eles mesmos.

No Brasil, duas personalidades se destacaram na descrição daqueles momentos, Afonso Arinos de Mello Franco e Manoel Bandeira. Doente de TB, Arinos descreveu por várias ocasiões suas agruras provocadas pela doença. Reflete a situação com rara precisão, sua descrição do sanatório Bella Lui, na França, onde ficou internado.

> Deitado de costas na minha cadeira de doente, eu engolfava a vista no azul do céu, no branco dos cumes distantes, no verde próximo dos pinhais.
>
> O sanatório era como um navio; dentro dele eu vagava, lasso, no oceano do tempo. Os dias passavam como dias, não havia

diferença entre os feriados e as jornadas de trabalho; as semanas pouco se distinguiam dos meses, a não ser pela evolução vagarosa do verão para o outono, que é pelos meses habitualmente marcado.

Deitado na minha varanda eu me sentia como que flutuando; passava da leitura à cisma, com o volume esquecido sobre a manta de lã, os pensamentos sem rumo, formando contornos caprichosos, como as nuvens lá do alto. Desprendia-me de tudo: do Brasil, tão longe, de um passado sepulto, de um futuro ainda por nascer. Só Anah me ligava à realidade da vida.

Apesar do frio intenso, o regime de tratamento, então ainda em uso, impunha-me dormir de janela aberta. Eu me vestia com pijama de flanela, luvas grossas e uma espécie de capuz de lã, chamado *passe-montagne*, o qual cobria a cabeça e o pescoço, deixando aberto apenas um orifício no local correspondente aos olhos e o nariz. Vestido com um escafandro, eu afundava na noite gelada. Depois de deitado e coberto é que a enfermeira vinha, apagava o radiador de aquecimento (para evitar a congelação da água) abria as janelas. As vezes a neve chegava a cair dentro do quarto durante a noite. De manhã, quando eu tocava a campainha, a enfermeira fazia o inverso; fechava a janela e abria o radiador, meia hora antes de eu me levantar. Assim se fazia o tratamento naquele tempo.

O mesmo Afonso Arinos, ao falar de Manoel Bandeira e da importância da TB na literatura, chegou a afirmar que a diferença entre os poetas antigos e os modernos está em que os primeiros morriam e os segundos se curavam da tuberculose.

Aliás, Manoel Bandeira, em suas palavras, mostrava a dualidade de seus sentimentos em relação à doença. No poema "Pneumotórax", o poeta brinca sarcasticamente com a doença.

> Febre, hemoptise, dispnéia e suores noturnos
> A vida inteira que podia ter sido o que não foi.
> Tosse, tosse, tosse.

Mandou chamar o médico:

— Diga trinta e três.

— Trinta e três... Trinta e três... Trinta e três...

— Respire.

— .................................................................

— O senhor tem uma escavação no pulmão esquerdo e o pulmão direito infiltrado.

— Então, doutor, não é possível tentar um pneumotórax?

— Não. A única coisa a fazer é tocar um tango argentino.

Adiante, ele expressa toda a sua angustia e temor diante da então terrível doença, em seu poema *Desencanto*, escrito em 1912.

> Eu faço versos como quem chora
> De desalento... de desencanto...
> Fecha o meu livro, se por agora
> Não tens motivo nenhum de pranto.
> Meu verso é sangue. Volúpia ardente...
> Tristeza esparsa... remorso vão...
> Dói-me nas veias. Amargo e quente,
> Cai, gota a gota, do coração.
> E nestes versos, de angústia rouca
> Assim nos lábios a vida corre,
> Deixando um acre sabor na boca.
> — Eu faço versos como quem morre.

# PARTE 3

## Os Números da Tuberculose

# No Mundo e no Brasil

Até recentemente, a população em geral, os médicos, os cientistas e as autoridades da maioria dos países achavam que a tuberculose (TB) estava sob controle. Isso ocorreu porque, a partir do final dos anos 60, com a introdução do novo tratamento utilizando medicamentos que matavam o bacilo de Koch, 95% dos pacientes com TB ficavam curados. Além disso, embora a TB seja uma doença cuja transmissão é feita pelo ar, quando ela é diagnosticada precocemente e o tratamento, mesmo que realizado em ambulatório, é feito de forma adequada, a transmissão para os familiares é considerada baixa. Esse foi o maior motivo para o fechamento dos sanatórios na década de 1960, em todo o mundo, inclusive no Brasil.

Entretanto, os últimos anos assistiram um aumento progressivo do número de casos de TB em todo o mundo e também no Brasil. Sobretudo em grandes centros urbanos, foi observado não só um aumento nos casos dessa doença sozinha, como também de casos associados a doenças que diminuem a resistência do organismo como a Aids, o diabetes *mellitus* ou o câncer. Além disso, existem evidências cada vez mais fortes de que o bacilo de Kock talvez possa ser transmitido pelo ar com maior facilidade do que se imaginava, sobretudo entre pessoas que convivem com tuberculosos em ambientes mal ventilados como hospitais, prisões, albergues e também em locais de trabalho.

Atualmente, a Organização Mundial de Saúde (OMS) estima que um terço da população mundial esteja infectada pelo bacilo da tuberculose. Isto é, indivíduos que têm no seu organismo o bacilo dormente, mas que não estão doentes. Entretanto, esses indivíduos poderão adoecer quando apresentarem uma queda de sua imunidade, seja pelo estresse físico e/ou emocional, pela desnutrição, caso se infectem pelo vírus HIV, ou tenham outras doenças que diminuam a imunidade, como citado anteriormente.

Segundo a OMS, em 1997 ocorreram 8 milhões de novos casos de TB em todo o mundo, sendo que 400.000 desses casos ocorreram na América Latina e Caribe. Isso corresponde a um coeficiente de doença de 25 casos de TB em cada grupo de 100.000 habitantes. Essa forma de medida (x casos para cada 100.000 habitantes) é conhecida como coeficiente de doença. Tal medida é importante, uma vez que representa com mais fidelidade o que realmente está acontecendo em um país em relação a uma determinada doença, descontando o crescimento populacional a cada ano. Por exemplo, embora mais de 50% (200.000) dos casos de TB da América Latina e Caribe notificados aos governos estejam no Brasil, Peru e México, quando a medida é feita através do coeficiente de doença (número de casos por 100.000 habitantes), os números alarmantes são os da Bolívia, da República Dominicana, do Equador, de El Salvador, da Guatemala, do Haiti, do Paraguai e do Peru, que estão em torno de 85/100.000. Em 1996, foram notificados no Brasil 85.869 casos novos de doença. Embora ainda seja um número extraordinariamente alto, ele corresponde a um coeficiente de notificação de 58,4/100.000, bem menor que o daqueles países citados anteriormente. Por ter uma população muito grande, qualquer ocorrência no Brasil atingirá um número de pessoas maior do que nos países vizinhos, que têm uma população muito menor. Os estados que mais notificaram TB ao Governo Federal no Brasil foram São Paulo, com 18.534 casos, Rio de Janeiro, com 14.972, Bahia, com 7.896 e Minas Gerais, com 6.169 casos. Novamente, quando avaliamos pela notificação por 100.000 habitantes, a seqüência acima se modifica, colocando Rio de Janeiro, em primeiro lugar com 111,7/100.000, seguido dos Estados do Amazonas com 84,5/100.000, do Tocantins com 84,2/100.000 e do Acre com 75,9/100.000. Quando analisamos os dados da Cidade do Rio de Janeiro, verificamos que nos anos de 1995, 1996 e 1997, foram notificados 9.747, 10.003 e 10.073 casos de TB, respectivamente. Ou seja, enquanto em 1986 ocorreram 80 casos de TB em cada 100.000 habitantes, em 1995 foram 112 e em 1997 já alcançamos o número de 160 casos de TB para cada 100.000 habitantes. Essa situação é muito similar a que se observa em alguns países africanos. Deve ser chamada a atenção para o fato de que, na Cidade do Rio de Janeiro, 33% dos pacientes foram diagnosticados e acompanhados em hospitais gerais. Hospitais estes sem atividades de Programa de Controle de TB e sem cuidados de biossegurança para evitar a transmissão de TB de paciente para paciente ou para profissional de saúde. Além disso, cerca de 10% dos pacientes com TB atendidos nos Centros de Saúde estavam infectados pelo vírus da Aids, enquanto nos hospitais gerais essa cifra sobre para cerca de 25%.

Um dos parâmetros que pode ser utilizado para medir o esforço do país em diagnosticar novos casos de TB é o número de exames realizados para tentar detectar o bacilo de Kock no escarro. Em 1996 o Brasil realizou 270.000 exames de escarro para TB para uma população estimada de 170.000.000 de pessoas, enquanto o Peru, por exemplo, realizou 1.400.000, em uma população de 23.000.000 de pessoas.

Em 1997, ocorreram 1,9 milhão de óbitos por TB em todo o mundo. Os dados de 1995 mostraram 75.000 óbitos (200/dia) na América Latina. Ou seja, 200 pessoas morreram por dia na América Latina de uma doença curável e de tratamento barato. Em 1995 morreram no Brasil 5.978 pessoas de TB, com um coeficiente por 100.000 habitantes de 3,8. Em todo o país, os piores coeficientes de mortalidade para cada 100.000 habitantes no ano de 1995 foram novamente os do Rio de Janeiro com 10,2, seguido de Roraima com 6,1, do Acre com 5,9, de Pernambuco com 5,7 e de São Paulo com 4,6.

# PARTE 4

*Dúvidas sobre a Tuberculose*

# *Perguntas mais Comuns*

A tuberculose voltou?

*Na verdade, embora o número de casos de tuberculose tenha aumentado nos últimos anos, ela não havia sido extinta ou erradicada anteriormente. Muitos casos de tuberculose continuavam a ocorrer. O que aconteceu nos últimos anos foi um aumento, para números alarmantes, do número total de casos dessa doença. Além disso, em algumas regiões do mundo, houve um preocupante aumento de casos de TB que não se consegue curar com os medicamentos habituais.*

O número de casos de tuberculose aumentou somente no Brasil?

*Não. A tuberculose aumentou em todo o mundo, inclusive em países ditos de Primeiro Mundo. Entretanto, a maior parte de casos se concentra nos países menos desenvolvidos.*

O Brasil se encontra entre esses países?

*Cerca de 80% dos novos casos de tuberculose diagnosticados por ano em todo o mundo se concentram em 22 países. O Brasil é o 13º dessa lista. O outro país da América Latina presente nessa lista é o Peru, no 20º lugar.*

E quais são os países que têm mais casos de tuberculose que o Brasil?

*Na frente do Brasil estão Índia, China, Indonésia, Bangladesh, Paquistão, Nigéria, Filipinas, África do Sul, Etiópia, Vietnã do Sul, a Rússia e o Congo.*

Então a situação do Brasil é semelhante à desses países?

*Não exatamente. Um dos motivos, embora não o único, do Brasil estar nessa colocação é a sua grande população. Alguns países têm situação pior do que a nossa, mas, por terem uma população bem menor, têm menos casos de tuberculose. Essa lista de países leva em conta apenas os números absolutos.*

Mas, sinceramente, um outro motivo para o Brasil estar nesta situação não é a falta de remédios?

*Provavelmente não, apesar de ter ocorrido um período de falta de medicamentos para TB há alguns anos. No momento, não há falta de medicamentos para TB no Brasil. A nossa população tem acesso ao tratamento com os medicamentos gratuitamente. Segundo a OMS, a maior parte das pessoas que não tem acesso ao tratamento adequado para TB vive na Ásia, sobretudo em Bangladesh, na Índia, na Indonésia, no Paquistão e nas Filipinas.*

Então, por que isso aconteceu?

*Vários fatores estruturais levaram a isso. Os principais foram a falta de sistemas públicos de saúde eficazes, a piora dos programas de controle da tuberculose controlados pelo governo, as crises econômicas, o crescimento da população marginalizada rural e urbana, além do aumento das migrações e a expansão da epidemia de Aids.*

Em quais áreas do Brasil ocorrem mais casos de TB?

*Mais da metade dos casos de TB ocorrem na região sudeste, sobretudo no Rio de Janeiro, São Paulo e respectivas periferias.*

Mas... porque em São Paulo e no Rio, considerados dois dos maiores centros urbanos do Brasil?

*São vários os motivos. Um deles é justamente o fato de serem grandes centros urbanos com conseqüente aglomeração de pessoas. Um outro motivo seria a própria falta de informação da população sobre a tuberculose. Mais adiante discutiremos melhor este assunto.*

Mas a tuberculose atinge qualquer um?

*Sim, atinge qualquer pessoa, independentemente da classe econômica, cor ou idade. Entretanto, ela é mais comum em alguns grupos específicos de pessoas.*

A tuberculose é mais comum em alguns grupos específicos de pessoas? Quais?

*Sim, a TB é mais comum em alguns grupos específicos de pessoas. São pessoas que, por algum motivo, estão com as suas defesas naturais um pouco diminuídas ou que convivem de forma muito próxima com quem tem TB, seja em casa, no trabalho, em hospitais, em prisões ou em albergues.*

E o que são defesas naturais?

*As defesas naturais são constituídas por várias estruturas normais do organismo. Essas defesas podem ser anatômicas, celulares, bioquímicas e imunológicas. Para simplificar o entendimento, chamaremos de agora em diante as defesas naturais de anticorpos. Deve ficar claro que os anticorpos não são as únicas defesas naturais, mas, para facilitar, chamaremos tudo de anticorpos. Todas as pessoas têm essas defesas naturais, ou anticorpos, espalhadas pelo organismo.*

Mas afinal, o que são essas defesas naturais ou, como vocês estão chamando agora, esses anticorpos?

*Seriam os elementos do nosso organismo que combateriam os agentes que tentam nos causar doença. Um micróbio (uma bactéria ou um vírus, por exemplo) ao entrar no nosso corpo será combatido pelos nossos anticorpos. Eles são como soldados do nosso organismo.*

Mas o que é realmente a tuberculose?

*A tuberculose é uma doença infecciosa, ou seja, transmitida por um microrganismo (ou micróbio). Esse microrganismo é um tipo especial de bactéria, também chamado bacilo. Assim, quando uma pessoa com tuberculose pulmonar tosse, ela expele junto esse bacilo. A pessoa que estiver próxima, ao respirar, pode inalar, ou seja, inspirar o bacilo para o seu pulmão. Quando isso ocorre, dizemos que o bacilo foi transmitido de uma pessoa para outra, ou seja, trata-se de uma doença transmissível.*

Então pega tuberculose quem está com menos anticorpos?

*Mais ou menos. Quando o bacilo da tuberculose chega ao organismo de uma pessoa, os anticorpos dela travam um combate, uma espécie de luta, contra o bacilo da tuberculose. Nos casos em que os anticorpos ganham a batalha, a pessoa não desenvolve a doença. Os anticorpos abatem o bacilo, que ficará "morto" ou "desmaiado" dentro do organismo. A pessoa fica então com o que é chamado de TB infecção. Entretanto, nos casos em que um grande número de bacilos é inspirado ou os anticorpos estão um pouco menos ativos (como, por exemplo, em pessoas diabéticas ou com câncer ou que foram submeti-*

*das a transplantes, em indivíduos infectados pelo vírus da AIDS, em pessoas que não estão se alimentando bem, ou são muito jovens ou muito idosas), o bacilo da tuberculose ganha a batalha e a pessoa desenvolve a tuberculose.*

O que vocês consideram muito jovens ou muito idosos?

*Crianças com menos de cinco anos e adultos com mais de 60 anos. Existem autores que sugerem que idade acima de 65 anos defina o idoso.*

Isso quer dizer que nem todos que têm contato com uma pessoa com tuberculose vão ficar doentes com tuberculose?

*Exatamente.*

Qual a possibilidade de uma pessoa que tem contato com o bacilo da tuberculose vir a desenvolver a doença?

*A possibilidade de desenvolver tuberculose entre os infectados pelo bacilo que não tem nenhuma outra doença é de cerca de 10% ao longo de toda vida.*

Como ao longo de toda a vida? Uma vez que o meu organismo vença esta batalha e mate o bacilo de Koch eu não estou livre da doença?

*Se prestar atenção vai notar que nós afirmamos que o bacilo pode ser "morto" ou "desmaiado". Caso o bacilo esteja "desmaiado", ele pode renascer ou acordar um dia no futuro, desde que as suas defesas naturais diminuam por algum motivo.*

Quer dizer que se eu tiver tido contato com o bacilo eu tenho risco de ter tuberculose o resto da vida? E como eu posso saber se o meu bacilo foi morto ou desmaiado?

*Não é bem assim. O risco de o bacilo "desmaiado" acordar*

*ou renascer é maior nos dois primeiros anos após o contato. Se você não desenvolver a tuberculose-doença nesses primeiros anos, o seu risco no futuro é pequeno. Infelizmente não existe nenhuma forma de saber se o seu bacilo está morto ou "desmaiado".*

Quer dizer que, por exemplo, entre 100 pessoas infectadas pelo bacilo da tuberculose, somente 10 dessas pessoas vão desenvolver a doença tuberculose ao longo de toda a vida e que o risco de isso acontecer nos dois primeiros anos após a infecção é muito maior?

*Sim.*

E existem situações em que essa possibilidade é maior?

*É exatamente disso que falamos anteriormente. Pessoas com as defesas naturais comprometidas como os diabéticos, os infectados pelo vírus da Aids etc., têm uma possibilidade de mais de 10%, e por isso devem estar mais atentas aos sintomas da tuberculose.*

Então somente as pessoas com doenças que diminuam as defesas naturais ou que sejam mais fracas vão ter tuberculose?

*Não exatamente. Às vezes a pessoa é forte e saudável, mas tem o contato freqüente e próximo de um paciente com TB pulmonar e ainda por cima está passando por um momento em que o sistema de defesa orgânica (representado principalmente pelos anticorpos) não está suficientemente forte para vencer o bacilo. Nesses casos, o número de bacilos a que a pessoa foi exposta pode ser tão grande, que as defesas do paciente não conseguem dar conta.*

Bom, eu entendi o que acontece com as pessoas em que o

bacilo vence a batalha contra anticorpos. Mas... e nos casos em que o nosso organismo venceu o bacilo, ficamos imunizados, ou seja, vacinados, contra a tuberculose para o resto da vida?

*Conforme já dissemos, o bacilo vencido na verdade não morre em todos os casos. Muitas vezes ele fica apenas quiescente, ou seja, adormecido, desmaiado, no organismo do indivíduo para o resto da vida. Entretanto, caso as defesas do indivíduo diminuam (como, por exemplo, na Aids, diabetes, câncer, desnutrição, o avançar da idade etc.), o bacilo pode acordar novamente, tão forte quanto antes, e causar a tuberculose. É o que os médicos chamam de reativação da tuberculose.*

Agora eu acho que entendi. Quer dizer que, quando o bacilo entra no organismo através da respiração, ele alcança os pulmões. Algumas pessoas vão então desenvolver a tuberculose enquanto outras não. Embora a maioria dos que desenvolvam a tuberculose seja composta daqueles que por alguma razão estão com as suas defesas orgânicas diminuídas, também as pessoas mais fortes podem, embora menos freqüentemente, desenvolver a tuberculose?

*Exatamente.*

Então isto quer dizer que qualquer um pode pegar tuberculose?
*Sim.*

Rico ou pobre, forte ou fraco, branco ou negro?
*Exatamente isso.*

Mas eu já ouvi dizer que a tuberculose aparece mais em pessoas que vivem na farra e que são boêmios. Isto não é verdade?

*Bom, depende como você define farra e boemia. Muitas vezes a pessoa tem uma profissão ligada à vida noturna ou sai com freqüência com amigos, porém se alimenta adequadamente, repousa o suficiente e, o mais importante, não tem contato com ninguém com tuberculose. Esta pessoa não tem um risco maior de adquirir tuberculose.*

Olha, sem querer insistir. Mas eu conheço várias histórias de pessoas que ficam até tarde da noite na rua bebendo e que tiveram tuberculose. Como vocês explicam isto?

*Deve ser lembrado que o alcoolismo diminui as defesas orgânicas do indivíduo e, por isto, estas pessoas são mais afeitas a infecções em geral. Assim, se um alcoólatra, de hábitos diurnos ou noturnos, tiver contato com o bacilo da tuberculose, ele realmente terá uma possibilidade maior de desenvolver a doença. No entanto, nem todo boêmio é alcoólatra e nem todo alcoólatra é boêmio.*

E qual o nome do vírus que causa a tuberculose?

*Na verdade trata-se de uma bactéria, chamada de* Mycobacterium tuberculosis. *Mas ela também é chamada de bacilo de Koch, em homenagem ao seu descobridor, o alemão Robert Koch.*

E como é que é mesmo que se pega tuberculose?

*Conforme já falamos anteriormente, o bacilo entra no organismo da pessoa, na maioria das vezes, por via aérea, ou seja, seguindo a trajetória e os locais por onde o ar entra para chegar aos pulmões, como nariz, garganta, traquéia e brônquios.*

Por via aérea como? Dá para repetir a explicação?

*Quando uma pessoa com tuberculose pulmonar tosse, pequenas gotículas de secreção pulmonar contendo bacilos de tuberculose ficam em suspensão, ou seja, flutuando no ar, durante algum tempo. Experimente tossir em um quarto ou sala não muito clara, com apenas um pouco de sol entrando por uma fresta, e você vai ver quantas gotículas saem de secreção em uma tosse, que os nossos olhos normalmente não vêem. Mas, continuando... Se você estiver no mesmo ambiente que essa pessoa que está tossindo, quando respirar (puxar o ar para dentro dos pulmões), pode ser que algumas dessas gotículas de secreção contendo o bacilo da tuberculose que estavam flutuando no ar entrem nos seus pulmões. É dessa forma que é feito o contágio da tuberculose.*

Quer dizer que basta que alguém tussa do meu lado, que eu estarei correndo o risco de pegar tuberculose?

*Na verdade não. Somente pessoas que convivam de forma próxima a uma pessoa com tuberculose é que correm esse risco.*

O que é considerado pelos médicos como "conviver muito próximo"?

*Conviver muito próximo é passar muitas horas do seu dia convivendo no mesmo ambiente com uma pessoa com tuberculose que esteja tossindo. Por exemplo, dormir no mesmo quarto, trabalhar no mesmo ambiente fechado, permanecer na mesma enfermaria ou no quarto de hospital ou de albergue que um paciente tuberculoso que esteja tossindo, durante muitas horas por dia, durante alguns dias. Não basta um tuberculoso tossir uma vez ao seu lado para que você se infecte pelo bacilo de Koch.*

Então quer dizer que eu não corro risco de pegar tuberculose na rua?

*Em ambientes abertos ou ao ar livre o risco de adquirir tuberculose é praticamente zero.*

E no ônibus ou no metrô?

*Em viagens longas, utilizando meios de transporte fechados, em que o ar não é renovado, um indivíduo com tuberculose pulmonar tossindo pode transmitir a doença.*

Mas o que vocês chamam de uma viagem longa?

*Na verdade o número exato de horas ainda não foi estabelecido em nenhuma pesquisa. No entanto, já foram comprovados cientificamente casos de indivíduos que adquiriram a doença durante viagens com duração maior do que quatro horas em que havia um passageiro com tuberculose pulmonar tossindo.*

É, mas eu tenho um conhecido que pegou tuberculose e nenhum tuberculoso tossiu perto dele. Como isso é possível?

*Certamente algum tuberculoso tossiu próximo a ele, ou no ambiente que ele freqüenta ou freqüentou. Como já dissemos, se um tuberculoso tossir muito tempo em um ambiente fechado, onde o ar não é renovado, os bacilos ficarão em suspensão no ar desse local por algum tempo.*

É então pelo fato de a tuberculose pulmonar ser transmitida por via aérea que devemos separar os talheres e os copos de quem tem tuberculose?

*Não. Você ainda não entendeu direito. A tuberculose não é transmissível pela saliva, mas, sim, pela secreção que vem lá de dentro do pulmão, quando você tosse, espirra etc. Por isso, não é necessário separar os talheres e copos de quem tem tuberculose pulmonar. A secreção pulmonar é o escarro (catarro) da pessoa, aquela secreção que vem do pulmão. Ela é totalmente diferente da secreção (catarro que vem do nariz) ou da saliva (que vem da boca). Um tuberculoso pulmonar que não tosse transmite bem menos a doença.*

E as roupas? Precisam ser lavadas separadamente?
*Não.*

E os objetos pessoais do indivíduo com tuberculose, os livros, o jornal, as revistas, podem ser usados por outras pessoas?
*Podem sem problema algum.*

Mas... e se ele lambe os dedos para passar as folhas?
*Não é um hábito bonito, mas também não transmite tuberculose.*

Supondo então que uma pessoa pegue tuberculose. Responda sinceramente. A tuberculose tem cura?
*Sim. Todo paciente que se infectar com um bacilo sensível aos medicamentos e fizer o tratamento corretamente pelo tempo e nas doses determinadas pelo médico ficará curado.*

E quanto tempo dura o tratamento da tuberculose?
*Depende do tipo de tuberculose. Na maior parte dos casos, o tratamento dura seis meses.*

Mas, no caso de eu ter uma boa alimentação e mantiver repouso, mesmo assim eu tenho que usar remédio por seis meses?
*Sim. Já foi mais do que comprovado que o que cura definitivamente a tuberculose são os remédios. Só ficará curado da tuberculose o indivíduo que tomar os remédios religiosamente, pelo período de tempo exato prescrito pela equipe de saúde. Além disso, é importante que ele tome os medicamentos todos os dias, a não ser que haja uma determinação diferente.*

Mas mesmo que eu já esteja me sentindo bem e sem febre, eu preciso tomar os remédios por tanto tempo?

*Sim. Deve ficar bem claro para o paciente e seus familiares. A única maneira de ficar curado da tuberculose é usando os remédios exatamente pelo tempo que tiver sido orientado pela equipe de saúde. Mesmo que o paciente esteja se sentindo curado (normalmente no final do primeiro mês de tratamento, o paciente fica com bem menos sintomas), se ele parar de tomar os remédios, a tuberculose voltará. E, na volta da doença, pode ser que ela ressurja resistente aos remédios e, aí, talvez os medicamentos não façam mais efeito, trazendo então risco para vida dos pacientes e daqueles que o cercam.*

Para aqueles que o cercam... por quê?

*Porque, se o bacilo do paciente estiver resistente aos remédios, ou seja, se os remédios não tiverem mais força para matá-lo, aquele que por um acaso adquirir a doença desse paciente, como disse anteriormente, irá adquirir uma doença cujo bacilo não pode ser morto pelos remédios, ou seja, um bacilo que resiste aos remédios e que causa, conseqüentemente, uma tuberculose de difícil tratamento, também chamada tuberculose multirresistente.*

Nossa! Mas então aí o problema é mais sério ainda?

*Muito mais sério. É pelos motivos explicados que o paciente e os seus familiares e amigos têm que entender. Os remédios para tuberculose devem ser tomados regularmente, todo o período, que é no mínimo seis meses, e diariamente ou nos dias que a equipe de saúde orientou.*

Ah, então isso que é a tuberculose multirresistente, ou resistente as múltiplas drogas?

*Sim. É a tuberculose cujo bacilo não é sensível aos medi-*

camentos utilizados, ou seja, os remédios utilizados não matam o bacilo.

Mas, afinal, como se pega esse tipo de tuberculose?
Resumindo o que já foi dito. A tuberculose multirresistente aos medicamentos pode ocorrer em duas situações:

Primeira situação — pelo uso inadequado dos medicamentos (seja pela prescrição equivocada por parte do médico ou pelo uso irregular ou abandono do tratamento por parte do paciente);

Segunda situação — pela inalação de um bacilo de Koch proveniente de um paciente que tenha tuberculose multirresistente; essa situação é mais comum nas pessoas que adquirem a doença em locais fechados (hospitais, prisões, albergues ou moradias) com pouca ventilação. Esse risco de se contaminar também é maior quando o indivíduo é infectado pelo vírus da Aids.

Existem muitos casos de tuberculose multirresistente no Brasil?
Felizmente ela ainda é incomum no Brasil. No Rio de Janeiro, cerca de 1% dos pacientes que procuram os postos de saúde tem a TB multirresistente, mas essa cifra vem aumentando entre pacientes atendidos em hospitais gerais, cerca de 5% a 7%. Por isso é importante que se tomem medidas a fim de evitar que ela se torne comum entre nós.

Quais os principais sintomas da tuberculose?
A maioria dos pacientes com tuberculose apresenta tosse e febre por mais de quatro semanas. Na maior parte dos casos a febre é baixa e de tardinha, embora possa (sobretudo no final do dia) também pode ocorrer emagrecimento, perda do apetite e suor intenso durante a noite.

Cuspir sangue é um sinal de tuberculose?

*Normalmente cospe sangue quem tem alguma doença pulmonar. Entretanto, várias doenças pulmonares podem causar hemoptóico (secreção pulmonar com sangue) ou hemoptise (cuspir sangue puro). A tuberculose é apenas uma dessas doenças, mas não é a única.*

Se eu suspeitar que eu possa estar com tuberculose, como devo proceder?

*Imediatamente procurar um posto de saúde próximo a sua casa e relatar seus sintomas ao médico.*

Não posso procurar um pronto-socorro?

*Embora não seja proibido procurar um pronto-socorro para esse tipo de atendimento, este não é o local adequado para investigar doenças de evolução crônica ou subaguda como a tuberculose. O pronto-socorro deve ser utilizado para o atendimento de ocorrências médicas agudas, que tragam risco de vida iminente ou que causem sintomatologia que necessite de atendimento de urgência como dores fortes, fraturas etc. É óbvio que no caso em que o paciente elimine grande quantidade de sangue pela boca ou sinta falta de ar intensa o pronto-socorro é o local indicado a ser procurado.*

E médico particular?

*Todos têm direito a atendimento gratuito nos postos de saúde. Entretanto, caso seja mais conveniente, você pode se dirigir a um médico particular ou que atenda através de convênios e planos de saúde. Entretanto, você deve procurar um médico com reconhecida experiência no manuseio e no diagnóstico da tuberculose.*

Eu tive uns parentes antigos que tiveram tuberculose. Eu tenho uma chance maior de ter tuberculose do que as outras pessoas?

*Não.*

Quer dizer que quem teve tuberculose na família não tem mais chance de adquirir doença?

*O fato de pertencerem à mesma família não aumenta o risco de tuberculose. O que aumenta esse risco é a intensidade do contato entre você e a pessoa doente e há quanto tempo isso ocorreu. Por exemplo, se você conviveu muitos anos atrás de uma forma próxima com uma pessoa da sua família ou não, com tuberculose pulmonar, você tem uma chance maior de ter se contagiado ou infectado com o bacilo. Esse bacilo deve estar "desmaiado" ou morto no seu organismo. Assim, se por um acaso, as suas defesas naturais diminuírem, esse bacilo "desmaiado" pode acordar e você pode vir a desenvolver a tuberculose. Portanto, você tem uma possibilidade um pouco, não muito, maior de ter tuberculose do que as outras pessoas. Como essa possibilidade é apenas um pouco maior, caso você não tenha sintoma respiratório (tosse há mais de quatro semanas), a princípio você não precisa se preocupar em procurar o posto de saúde.*

Meu filho me disse que na casa de um amigo onde ele vai brincar todos os dias, ele ficou sabendo que a empregada está com tuberculose pulmonar. O que devo fazer?

*Leve seu filho ao posto de saúde ou ao pediatra dele e conte esta história. Ele vai orientar você sobre o que fazer.*

Ouvi dizer que o gado também tem tuberculose nos pulmões, é verdade?

*Mais ou menos. O gado pode ter tuberculose, mas ela é um pouco diferente da que ocorre em humanos.*

É seguro beber o leite dessas vacas com tuberculose?
*Não. Ao beber o leite destas vacas sem que ele seja pasteurizado ou, pelo menos, fervido, o indivíduo corre o risco de adquirir a tuberculose, entre outras doenças. Embora divertido e pitoresco, beber o leite tirado na hora, sem os cuidados adequados, pode ter sérias conseqüências no futuro.*

Quer dizer que se eu beber leite tirado na hora e não fervido de uma vaca com tuberculose eu posso pegar tuberculose pulmonar?
*Na verdade você pode pegar tuberculose intestinal, que de um certo modo é pior. Isso porque não se trata de uma apresentação comum da doença e, por não ser nos pulmões, não é visível nos raios X de tórax, o que torna o seu diagnóstico muito* difícil.

E se eu permanecer próximo a essas vacas com tuberculose no pulmão, posso pegar a doença?
*Isto é controverso. Parece já ter sido demonstrada a transmissão da doença da vaca para o homem através da tosse, com a descrição de casos de tuberculose em ordenhadores de vacas doentes (com tuberculose).*

Já que eu posso pegar tomando leite não pasteurizado ou fervido, e se eu comer carne mal passada, posso pegar tuberculose?
*Tuberculose não.*

E se for carne de porco?
*Não.*

Existe algum outro alimento que pode me passar tuberculose?
*Não.*

Você falou em raios X de tórax... O diagnóstico da tuberculose pode ser feito só pelos raios X de pulmão?

*A telerradiografia de tórax fornece uma importante pista sobre a tuberculose. Através dela o médico pode suspeitar de tuberculose. O diagnóstico definitivo, no entanto, é feito através de um exame da secreção pulmonar.*

Que secreção pulmonar?

*O escarro (catarro), por exemplo, é uma secreção pulmonar. Não confunda escarro com saliva ou com secreção nasal. Escarro é aquela secreção que vem do pulmão quando você respira fundo (puxa o ar para dentro) e depois tosse forte.*

Que exame de escarro para tuberculose é esse?

*Através de alguns exames específicos, é possível confirmar a presença do bacilo da tuberculose no escarro.*

Alguns exames como? Existe mais de um?

*Sim. Existe um exame chamado de "pesquisa de BAAR" (baciloscopia), fácil e barato, que leva 1 a 2 dias para ficar pronto e que dá o diagnóstico em cerca de metade dos casos de tuberculose pulmonar. Um outro exame, chamado de "cultura para tuberculose" ou "cultura para BK", leva 45 dias para ficar pronto, é mais caro, e dá o diagnóstico em cerca de 80% dos casos de tuberculose pulmonar.*

Quer dizer que se o médico suspeitar que eu tenho tuberculose ele tem que solicitar pesquisa de BAAR e cultura para tuberculose?

*Nem toda pessoa suspeita de estar com tuberculose precisa fazer os dois exames. Somente o médico que estiver acompanhando o caso poderá decidir se você precisa de um ou dos dois exames.*

Mas... por garantia, não é melhor pedir logo os dois?

*Não. A verdade é que a solicitação de um exame desnecessário atrapalha mais do que ajuda. Fique tranqüilo que o médico saberá qual o exame adequado a ser solicitado para você.*

E eu preciso pagar para fazer esses exames?

*Caso você seja atendido no posto de saúde você terá direito a esses exames gratuitamente. Caso você seja atendido pelo seu médico particular ou através de convênio, os planos de saúde também cobrem a realização destes exames sem qualquer período de carência.*

Mas esses exames são bem feitos na rede pública ou é melhor em laboratório particular?

*Nos postos de saúde e em hospitais públicos que façam atendimento de tuberculose, esse exame é, em geral, muito bem feito. Diferentemente do que se possa supor, tal exame nem sempre é bem feito em laboratório ou hospital particular. Caso você vá fazer um desses exames fora da rede pública, dirija-se ao local indicado por um médico com experiência com tuberculose.*

Todo exame de escarro serve para tuberculose?

*Não. O fato de o seu médico solicitar um exame de escarro não significa que ele esteja pensando em tuberculose. Existem outras doenças que podem ser diagnosticadas através de exame de escarro. Os exames para tuberculose são os referidos nas questões anteriores.*

O exame de sangue dá o diagnóstico de tuberculose?

*Infelizmente não existe até o momento nenhum exame de sangue que dê diagnóstico de tuberculose. Pesquisas vêm sendo feitas nesse sentido, mas com resultados ainda não animadores.*

*Apesar de exames no sangue ou no soro para tuberculose estarem sendo oferecidos por alguns laboratórios privados, na prática diária ainda não se deve solicitar exame de sangue para tuberculose, pois eles ainda não tiveram sua utilidade comprovada cientificamente.*

E quando o médico nos examina e ouve nosso pulmão. Ele consegue diagnosticar a tuberculose. Ou, melhor dizendo, ele pode garantir que eu não esteja tuberculoso?

*O exame médico muitas vezes não é capaz de garantir que a pessoa esteja com ou sem tuberculose, pois essa doença pode causar alterações tão discretas, que não são detectáveis ao exame médico, por mais cuidadoso e competente que o profissional seja.*

Mas, então, se por vezes o médico, ao me examinar, não percebe que eu tenho tuberculose, como é que ele vai diagnosticar que eu estou doente?

*O exame físico realizado pelo médico durante a consulta é apenas uma parte do exame médico. Tão ou mais importante é a conversa que o médico tem com o paciente a respeito dos sintomas e da história da doença do paciente, bem como alguns detalhes da sua vida, história de TB na família ou entre amigos, com quem mora, onde mora, hábitos etc. Dessa forma, um médico com experiência em tuberculose certamente conseguirá suspeitar e diagnosticar adequadamente a doença.*

Eu tive um conhecido em que todos os exames para tuberculose foram negativos, e, no entanto o médico lhe prescreveu remédio para tuberculose. Por que isso? Para evitar que o problema que ele tinha se transformasse em tuberculose?

*Embora a maioria dos pacientes com tuberculose pulmonar tenha exames de escarro positivo, existem alguns casos em que a pessoa, apesar de estar com a doença, tem os exames negativos. Nesses casos, o médico tem duas opções. Uma das opções é partir para exames mais sofisticados. Outra opção é iniciar o tratamento para tuberculose mesmo sem certeza do diagnóstico.*

Mas isso não é perigoso, dar um remédio sem a certeza do diagnóstico?

*Quando essa conduta é adotada por um profissional com experiência no manuseio da tuberculose, não há perigo e é uma conduta aceitável em qualquer país do mundo.*

Como é o nome daquele teste na pele que diz se a gente está com tuberculose?

*Teste tuberculínico ou reação de Mantoux. Alguns também o chamam de PPD.*

E o que é o PPD?

*Na verdade PPD não é o nome do teste, mas sim a sigla em inglês correspondente ao nome da substância utilizada para a realização do teste.*

Poderia explicar um pouco melhor?

*Claro. O teste tuberculínico ou reação de Mantoux consiste na injeção de uma pequena quantidade de uma substância chamada PPD na pele do antebraço. Dois dias depois é feita a leitura do resultado do teste. Ou seja, o tamanho da reação que a injeção desta substância causou na sua pele é medida com uma régua.*

E esse teste diz se eu tenho tuberculose ou não?

*Não. Esse teste diz apenas se você já teve contato com o bacilo ou não. Se o médico ou o profissional de saúde lhe disser que o teste foi positivo, isso significa que você se infectou (inalou) pelo bacilo anteriormente: chama-se TB infecção. Isso já foi explicado em uma pergunta anterior, lembra-se?*

Mas eu ouvi dizer que as pessoas que tem teste PPD positivo na pele também deveriam tomar remédio para evitar a tuberculose. Isso é verdade? E, se for verdade, que tipo de pessoas precisam tomar remédio?

*É verdade que algumas pessoas com o PPD positivo devem tomar o remédio. O médico do posto de saúde ou o seu médico poderão explicar a você em caso de necessidade.*

E se eu descobrir que uma pessoa que trabalha comigo ou mora comigo está com tuberculose, o que devo fazer?

*Procurar um posto de saúde para exame médico. Nos casos em que houver necessidade será solicitada a realização de uma radiografia de tórax e o PPD. A partir do resultado desses exames, o médico vai decidir se você precisa tomar alguma medida para evitar pegar tuberculose ou não.*

Raios X de tórax são a mesma coisa que abreugrafia?

*Não. A abreugrafia, inventada por um brasileiro chamado Manuel de Abreu, e muito popular alguns anos atrás, é diferente dos raios X de tórax habituais, chamados de telerradiografia de tórax.*

Mas a abreugrafia, por ser menor e transmitir menos radiação, não é melhor?

*Na verdade, a abreugrafia transmite mais radiação e não traz vantagens sobre a telerradiografia.*

É verdade que saião ajuda a cura da tuberculose?
*Não.*

A planta mastruz ou mastruço é útil?
*Também não.*

Ah, então é só o agrião que cura a tuberculose?
*Infelizmente, embora o agrião faça bem à saúde como um todo, comer agrião não tem nenhuma influência na evolução da tuberculose. Ou seja, agrião não cura a tuberculose.*

E vitaminas? Eu devo usar vitaminas par ajudar na cura da tuberculose?
*A não ser por prescrição do seu médico, você não precisa usar nenhuma vitamina para ajudar na cura da tuberculose.*

O que é tuberculose pleural?
*Cobrindo os pulmões existe uma membrana transparente chamada pleura. Por ser praticamente colada nos pulmões, eventualmente o bacilo da tuberculose alcança a pleura e pode causar a tuberculose pleural.*

Tuberculose pleural é a mesma coisa que água na pleura?
*Quando essa membrana chamada pleura é irritada pelo bacilo da tuberculose, ela pode se inflamar produzindo um líquido que se acumula entre o pulmão e a pleura. Esta situação é chamada de "água" na pleura ou derrame pleural. Embora a tuberculose pleural seja uma causa de "água" na pleura, ela não é a única. Outras doenças como as pneumonias, alguns tipos de câncer, entre outras, também podem causar "água" na pleura.*

Então pode dar tuberculose em outro lugar que não pulmão?
*Sim, em vários outros lugares.*

Quais?

*Praticamente todos. Na laringe (garganta), nos gânglios linfáticos (nas ínguas do pescoço, da axila, da virilha), nas meninges, nos olhos, nos ossos, no cérebro, na bexiga, nos rins, nos intestinos, na pele etc.*

Como são chamadas essas tuberculoses que dão fora do pulmão?
*São chamadas tuberculoses extrapulmonares.*

E a gente pega tuberculose extrapulmonar? Ou seja, ela pode ser transmitida para as outras pessoas?
*Normalmente não. Somente nos casos em que o paciente tem tuberculose também no pulmão.*

Quer dizer que uma pessoa pode ter tuberculose em mais de um lugar ao mesmo tempo?
*Infelizmente sim.*

Nem a tuberculose de pele pega?
*Nem a de pele.*

Pode dar tuberculose nas meninges?
*Sim. É a chamada meningite tuberculosa.*

Esta eu já ouvi dizer que pega. Tem até uma vacina para evitar que a gente pegue meningite, não é?
*O termo meningite se refere à inflamação das meninges, que são membranas que recobrem o cérebro. Várias situações podem inflamar estas membranas, ou seja, várias situações podem causar meningite, como por exemplo infecções por vírus, por bactérias, etc. A meningite contagiosa é aquela causada por uma bactéria chamada menigococo. A meningite causada pela bactéria da tuberculose não é contagiosa.*

Criança pode ter tuberculose pulmonar?
*Sim.*
Mas a tuberculose pulmonar na criança é igual à do adulto?
*Normalmente é um pouco diferente.*

Mas a tuberculose da criança também é transmissível?
*Depende da forma da tuberculose e da idade da criança.*

Supondo que uma criança na escola do meu filho teve tuberculose. O que eu devo fazer?
*Deve ir à escola conversar com seus responsáveis (diretor, professores etc.) para descobrir se a criança havia adquirido a doença em casa ou na escola. Se ela pegou na escola, ou seja, de algum funcionário da escola, seu filho deve ser levado a um posto de saúde para a avaliação adequada. Caso não se saiba onde a criança adquiriu a doença, por via das dúvidas, leve seu filho a um posto de saúde.*

Fumar causa tuberculose?
*Não. Fumar causa câncer de vários locais como laringe (garganta), esôfago, pulmão etc., além de enfisema pulmonar, bronquite crônica, infarto agudo do miocárdio etc. Porém, fumar não causa tuberculose.*

Uma gripe pode virar tuberculose?
*Não.*

Uma pneumonia pode virar uma tuberculose?
*Não.*

Afinal, quais as doenças que causam tuberculose?

*Nenhuma doença causa tuberculose. A tuberculose é causada pelo bacilo de Koch.*

É verdade que pacientes infectados pelo vírus da Aids têm mais chance de ter tuberculose do que as outras pessoas?

*Sim. A pessoa que é portadora do HIV, que é como é chamado o vírus da Aids, tem uma chance maior de ficar tuberculoso do que as pessoas não infectadas.*

E como é o tratamento da tuberculose nos portadores do HIV?

*É praticamente igual ao dos não infectados pelo HIV. São os mesmos remédios na maioria dos casos. As mudanças de remédio e do tempo do tratamento somente são feitas em algumas ocasiões especiais. O médico do posto se saúde ou o médico que acompanha esse paciente saberá identificar quando isso deve ser feito.*

Meu médico disse que eu tenho uma cicatriz de tuberculose no meu pulmão. Como isso é possível se eu nunca tive tuberculose?

*Respondendo a uma das perguntas iniciais, nós dissemos que, quando o bacilo chega ao organismo, é iniciada uma luta entre as defesas naturais e o bacilo. Às vezes essa luta é muita intensa. Nesses casos, pode acontecer de o campo onde essa batalha foi travada (os pulmões) apresentar sinais de que houve essa luta, mesmo após a vitória das defesas naturais do indivíduo. Isso pode ser percebido pelo médico através da constatação dessa cicatriz pulmonar visível na radiografia de tórax. Ela normalmente não causa conseqüências. Tais cicatrizes somente causam problemas quando são muito grandes, o que não é o habitual.*

Isso é perigoso? O que eu devo fazer com relação a isso?

*Normalmente não é perigoso. A não ser quando a cicatriz é muito grande ou muito extensa. Nesses casos, o seu médico vai orientar os cuidados adicionais a serem tomados.*

A tuberculose pode virar um câncer?
*Não.*

Eu fiz uma cirurgia para tirar uma lesão no meu pulmão e os médicos me disseram que era um tuberculoma. O que é isso? O que eu devo fazer?

*O tuberculoma é uma cicatriz como essa a que nos referimos na pergunta anterior. O problema é que tal cicatriz caprichosamente assume uma forma arredondada que faz o médico ficar em dúvida sobre o diagnóstico. Por existir uma possibilidade de ser uma doença maligna, o médico muitas vezes realiza uma biopsia. O achado de granuloma traz grande tranqüilidade para o médico e o para paciente, pois é o indicativo seguro de que se trata de uma doença benigna. O tratamento, se necessário, depende do caso e deve ser indicado pelo médico do posto de saúde ou pelo médico que acompanha o caso.*

Existe vacina para tuberculose?

*Sim. Ela se chama BCG, que é a sigla para bacilo de Calmette-Guérin. Essa vacina é produzida com o bacilo atenuado, ou seja, incapaz de produzir a doença.*

E ela funciona?

*Ela tem seu efeito comprovado na proteção contra as formas graves de tuberculose em crianças. Nas regiões que adotaram a vacinação com o BCG ao nascer, foi observada uma diminuição importante no número de casos de tuberculose no cérebro (ou meninges) e da forma disseminada (quando afeta vários locais do organismo) em crianças. Entretanto, essa proteção não foi observada em adultos.*

Fazendo tratamento para tuberculose eu posso usar outros remédios?

*Alguns remédios não podem ser usados quando a pessoa está fazendo tratamento para a tuberculose, e outros devem ser usados com dosagem modificada. Assim, quando for iniciar o tratamento para tuberculose, leve ao seu médico a lista de TODOS os remédios que você normalmente usa, como remédios para a pressão, para diabetes etc. O seu médico saberá que fazer. Além disso, se após você iniciar tratamento para tuberculose, algum outro médico prescrever algum medicamento novo, alerte-o para o fato de que você está fazendo tratamento para tuberculose. Também não se esqueça: nunca é prudente tomar nenhum remédio por conta própria.*

E esses medicamentos usados no tratamento da TB podem fazer mal?

*Todo medicamento pode causar efeitos colaterais. Entretanto, os remédios utilizados no tratamento da tuberculose são geralmente bem tolerados.*

Quais são os remédios que mais fazem mal?

*Veja bem, nenhum deles faz mal. Eventualmente, eles podem dar alguns efeitos colaterais como acne facial (espinha no rosto), formigamento nas mãos e nos pés, náuseas (enjôo).*

Quer dizer que eles nunca dão efeitos colaterais graves?

*Apenas incomumente eles dão efeitos colaterais graves. Embora esses efeitos mais graves possam acontecer com qualquer um, isso costuma ocorrer mais freqüentemente quando a pessoa já tem alguma outra doença (como, por exemplo, a Aids), ou ingere bebida alcoólica durante o tratamento, ou tem hepatite crônica.*

E que tipo de complicações graves eles produzem?

*Você não deve se preocupar com isso, pois realmente é incomum. De mais a mais, o seu médico estará pronto para resolver qualquer problema que você tenha.*

Mas, quais são as situações em que estaria aumentada a chance de eu ter problemas com o uso de remédios para TB?

*São aquelas que eu já citei: pessoas com outras doenças; usuários de bebidas alcoólicas, usuários de drogas, portadores de hepatite crônica.*

Mas me diga uma coisa. Em quais situações, ou seja, na presença de quais efeitos colaterais eu devo me preocupar a ponto de procurar o médico imediatamente ou no dia seguinte ao aparecimento de complicações?

*Somente em situações em que você se sinta muito mal, o que, aliás, é extremamente incomum. Na presença de manchas vermelhas na pele por todo o corpo, ou ainda no caso de tonteiras intensas que levem ao desequilíbrio e também em caso de crise convulsiva. Outro sintoma é a dor de cabeça muito forte. Mas somente aquelas muito fortes, tipo enxaqueca, e se ela ocorrer em pessoa que nunca tem enxaqueca. Também os vômitos, intensos, mas somente os muito intensos mesmo. Nestes casos, a medicação deve ser suspensa e a pessoa procurar o posto de saúde ou o médico de sua confiança. Atenção, caso você pare de tomar os remédios procure IMEDIATAMENTE o posto de saúde próximo a sua casa. Não se esqueça: parar o remédio pode trazer graves conseqüências.*

Então quer dizer que quando aparecem náuseas (enjôo) e vômitos eu devo parar de tomar os medicamentos?

*Não. Somente se os vômitos forem muito intensos ou acompanhados de alteração mental (tonteira muito forte, se o paciente começar a confundir datas ou nomes, ou começar a ter um comportamento estranho). O enjôo e os vômitos de média e moderada intensidade podem incomumente ocorrer no início do tratamento para a tuberculose. Entretanto, eles geralmente não têm conseqüência e acabam por desaparecer sozinhos ou com o uso de algum remédio para enjôo. No caso dos sintomas persistirem por mais de dois dias, procure o posto de saúde ou o seu médico de confiança, que ele vai orientá-lo.*

E se aparecer o amarelão (meus olhos ficarem amarelos), o devo fazer?

*Isso é muito incomum em pessoas previamente saudáveis. Entretanto, caso ocorra, a conduta é suspender o tratamento e procurar o posto de saúde. Esse quadro, em que os olhos ficam amarelos, nós médicos chamamos de icterícia. É igualzinho à hepatite. Entretanto, com as providências adequadas você ficará bom e a equipe de saúde saberá como manusear o seu tratamento sem problemas.*

Dizem que na hepatite a urina também fica escura. Nesse quadro de amarelão que vocês chamam de icterícia, a urina também fica escura?

*Sim, a urina fica cor de Coca-Cola. Entretanto, esteja atento para o fato de que o tratamento para tuberculose normalmente escurece a urina, que fica avermelhada. Um dos remédios causa isso normalmente. Isso não indica amarelão ou icterícia. Portanto, não dê importância para o fato da sua urina ficar escura. Somente se o branco dos seus olhos deixar de ficar branco e ficar amarelo, é que você deve procurar o médico.*

E as fezes, ficam diferentes?

*Sim. Os remédios tornam as fezes mais avermelhadas. Isto é normal e não deve preocupar o paciente.*

Fazendo tratamento para tuberculose, eu posso ter vida sexual normal?

*Após duas semanas de tratamento você não estará mais transmitindo a doença e poderá ter vida, inclusive sexual, normal.*

*O cuidado adicional é que, nos casos das mulheres, o tratamento da tuberculose diminui o efeito das pílulas anticoncepcionais. Assim, é aconselhável que durante o tratamento, o casal adote outro método anticoncepcional.*

E preciso usar preservativo (camisinha)?

*O sexo pode ser praticado com camisinha como método anticoncepcional e como forma de evitar doenças sexualmente transmissíveis, e não por causa da tuberculose. A tuberculose não é uma doença sexualmente transmissível.*

Fazendo tratamento para a tuberculose, eu posso beijar na boca?

*Após duas semanas de tratamento pode. Embora a tuberculose não passe pela saliva, o beijo na boca deve ser evitado nas duas primeiras semanas de tratamento.*

E beijo no rosto?

*Uma pessoa com tuberculose pode beijar qualquer um no rosto, e qualquer um pode beijar um tuberculoso no rosto sem risco.*

E se a mulher engravidar usando os remédios para tuberculose. Isso pode prejudicar o neném (feto) de alguma forma?

*Não. Os medicamentos utilizados para os casos habituais de tuberculose não oferecem nenhum risco adicional ao feto. Apenas os medicamentos administrados em casos de tuberculose multirresistente é que podem afetar o feto, de modo que esses casos devem ser discutidos com o médico que está acompanhando a caso.*

Quando uma mulher grávida pega tuberculose, a doença pode passar para o neném na barriga da mãe?

*Isso acontece muito raramente. Além disto, se a mulher grávida receber o diagnóstico e o tratamento adequados, essa chance diminui para zero.*

E a mãe com tuberculose pode amamentar?

*Sim, sem problema algum. Mas se a mãe está com exame de escarro positivo para tuberculose e está usando os medicamentos a menos de duas semanas, é recomendado que ela use máscara quando for amamentar ou se aproximar da criança.*

Então não seria interessante que todo paciente com tuberculose pulmonar usasse máscara?

*Não. Basta que nas primeiras duas semanas de tratamento o paciente cubra a boca com a mão ou um lenço quando tossir. O uso de máscara somente será indicado pelo médico em algumas situações especiais como, por exemplo, aquela da mãe amamentando.*

E se uma pessoa com tuberculose pulmonar escarrar no chão perto de mim? Eu corro o risco de adquirir tuberculose?

*Apesar de demonstrar falta de higiene e de educação, escarrar no chão não traz risco de contágio pelo bacilo da tuberculose.*

Como é que uma grávida faz exames para descobrir se ela está com tuberculose se ela não pode fazer raios X de tórax?

*Primeiramente, a grávida pode, com os cuidados adequados, fazer telerradiografia ou raios X ou chapa de pulmão sem problemas. Com os cuidados adequados, os raios X de tórax não trazem nenhum risco para o feto. No entanto, o exame que dá o diagnóstico de tuberculose, é o exame de escarro, e este pode ser feito normalmente nas grávidas, sem nenhum problema.*

Fazendo tratamento para tuberculose, eu posso beber bebidas gasosas?
*Sim.*

Fazendo tratamento para tuberculose, eu posso beber bebidas geladas?
*Sim.*

E bebidas alcoólicas?
*Não. A bebida alcoólica não deve ser ingerida durante o tratamento para a tuberculose.*

Nem chope ou cerveja?
*Nem chope, nem cerveja.*

E, se no dia em que eu beber, eu não tomar o remédio? Aí não faz mal?
*Quem está fazendo tratamento para a tuberculose não pode ficar sem tomar o remédio nem um dia. Tomar os remédios diariamente é a única coisa que cura a tuberculose. Além do mais, ficar alguns dias sem tomar o remédio não vai impedir as possíveis reações dos medicamentos com o álcool e ainda por cima vai prejudicar tremendamente o seu tratamento. Por isso, não beba. Tome os remédios todos os dias.*

E a cerveja sem álcool?
*Se não tem álcool, pode.*

E andar descalço? Aliás, andar descalço causa tuberculose?
*Pode andar descalço e, andar descalço não causa tuberculose.*

Fazendo tratamento para tuberculose, eu posso comer mariscos?
*Sim.*

Fazendo tratamento para tuberculose, eu posso comer carne de porco?
*Sim.*

Enfim, o que eu não posso comer?
*Somente não coma o que você não puder por outros motivos, devido a alergia ou por questões pessoais.*

Quer dizer que não preciso fazer nenhum tipo de dieta durante o tratamento da tuberculose?
*Exatamente.*

Mas eu ouvi dizer que uma superalimentação é fundamental para a pessoa conseguir ficar curada da tuberculose. Isso não é verdade?
*Vamos explicar mais uma vez. O fundamental para a cura da tuberculose é tomar os remédios da forma e pelo período prescritos pelo médico do posto de saúde. A alimentação adequada é uma medida que favorece a saúde como um todo, mas não terá nenhuma influência no curso da tuberculose. Você pode ter a melhor alimentação do mundo, mas, se não tomar os remédios da forma adequada, a tuberculose continuará a destruir os seus pulmões e você continuará contaminando os seus familiares, parentes ou amigos.*

Fazendo tratamento para tuberculose posso tomar banho frio?
*Pode.*

E ir à praia ou à piscina?
*Pode.*

E molhar a cabeça?
*Também.*

E fazer exercícios físicos?

*Depende de como você estiver se sentindo. Se você estiver se sentindo bem, após duas ou três semanas de tratamento, você pode voltar a fazer exercícios físicos leves, sem exageros.*

E jogar bola?
*A mesma coisa do que para exercícios em geral.*

E pegar sol?
*Pode. Porém, algumas pessoas ficam com a pele mais sensível durante o tratamento para tuberculose. Assim, evite os períodos de sol mais forte.*

E dormir com ventilador ligado?
*Pode.*

E dormir com ar-condicionado?

*Pode. Entretanto, é importante lembrar que, em ambientes com ar-condicionado, o ar do local não é renovado. O que ocorre é uma recirculação do ar. Portanto, se você recebeu o diagnóstico de TB no pulmão e iniciou o tratamento há poucos dias, é recomendado que desligue o ar-condicionado, abra as janelas e não compartilhe o quarto com ninguém, pelo menos nas primeiras duas semanas de tratamento.*

Minha mãe teve tuberculose quando estava grávida da minha irmã. É por isso que a minha irmã nasceu com asma?

*Não. A asma da sua irmã não tem nenhuma relação com a tuberculose da sua mãe.*

Os remédios para tuberculose são caros?

*Os remédios são totalmente grátis. Aqui também é importante salientar que não é recomendado comprar em farmácia nenhum dos medicamentos para tuberculose fornecidos pelo governo. Primeiro, porque a qualidade desses medicamentos não foi avaliada pelo Ministério da Saúde. Segundo, porque o médico que indicou esses remédios pode não estar prescrevendo os remédios conforme indicado pelo Ministério da Saúde do Brasil, que é a maneira certa de se administrar tais medicamentos para o bom tratamento da sua TB. Nesse caso, você está correndo o risco de melhorar da doença nos primeiros meses e a doença voltar mais forte e resistente ao tratamento em seguida. Portanto, caso isso ocorra com você, procure auxílio em um posto de saúde ou busque aconselhamento com um médico de reconhecida experiência com tuberculose.*

E se eu não quiser ir ao posto de saúde para pegar remédio para tuberculose?

*Você não pode fazer isso. Obrigatoriamente os remédios que tratam a tuberculose são distribuídos gratuitamente nos postos de saúde.*

Quer dizer que eu sou obrigado a tratar a tuberculose no posto de saúde?
*Sim.*

Mas isso é um absurdo! E se eu tenho condições financeiras e não quero enfrentar fila e ser mal tratado em postos de saúde para pegar os remédios?

*Embora possa parecer um absurdo em uma primeira análise, na verdade não é. Uma doença que alcança as dimensões que a tuberculose alcançou no Brasil deve ter um controle rigoroso. Distribuindo os medicamentos obrigatoriamente nos postos de saúde, o governo consegue saber exatamente quantos casos de tuberculose existem, quais as suas características, quais as regiões com maior número de casos etc. e, assim, tomar as medidas cabíveis para o seu controle. Com relação às filas e ao tratamento dispensado a população, você possivelmente se surpreenderá com a rapidez do atendimento e o tratamento que você receberá nos postos de saúde. Embora mal remunerados e trabalhando na maior parte das vezes fora das condições adequadas, os profissionais dos postos de saúde normalmente têm experiência com tuberculose, costumam ser atenciosos e sinceramente preocupados em dar um bom atendimento ao público. É óbvio que existem exceções, como em todas as atividades humanas, mas são realmente exceções. Uma outra opção possível é que você se dirija ao posto de saúde mensalmente apenas para pegar os medicamentos. A consulta para esclarecimento de dúvidas e solicitação de exames você pode fazer com um médico de reconhecida experiência em tisiologia.*

Vocês disseram que os remédios fornecidos pelo governo não têm faltado nos postos de saúde. Entretanto, imagine que eu esteja com TB e estou tratando. E, de repente, o médico no posto de saúde disse que não tem mais remédio. Como não posso comprar na farmácia, o que devo fazer?

*Isso não pode ocorrer de jeito nenhum. Caso ocorra, as autoridades devem ser informadas imediatamente. Um atraso de um ou dois dias infelizmente pode até ocorrer. No entanto, a falta por tempo indeterminado ou a não explicação ou justificativa ao paciente por parte do posto de saúde não pode ocorrer e deve ser denunciada imediatamente.*

Ouvi dizer que os novos remédios fornecidos gratuitamente pelo governo para tratar o paciente com Aids têm melhorado a qualidade de vida dos pacientes e também diminuído as suas complicações. Entretanto, também ouvi dizer que esses novos remédios não podem ser usados ao mesmo tempo em que os remédios utilizados para o tratamento da tuberculose. Isso é verdade?

*É verdade que os novos remédios utilizados para o tratamento da Aids melhoraram muito a situação desses pacientes. Alguns dos novos remédios (porém não todos) não podem ser utilizados ao mesmo tempo em que alguns dos remédios (também não todos) que tratam a tuberculose. Isso não atrapalha nenhum dos dois tratamentos. Basta que o seu médico esteja informado de que você está tratando de Aids ou de tuberculose e de quais são, exatamente, os remédios que você está usando. Ele certamente saberá fazer as adaptações necessárias para que você tenha o tratamento mais adequado ao seu caso.*

# Referências Bibliográficas

1. Freyre G. Casa grande e senzala. Rio de Janeiro, José Olympio, 23ª ed., p. 573, 1984.

2. Coordenação do Programa Nacional de Pneumologia Sanitária (CNPS) da Fundação Nacional de Saúde (FNS) do Ministério da Saúde (MS).

3. Departamento de Doenças Transmissíveis da Secretaria Municipal de Saúde do Rio de Janeiro, 1997.

4. Youmans GP. Epidemiology of tuberculosis. WB Saunders Company, pp. 356-369, 1979.

5. Schröder G. História de la tuberculosis. In: Alexander H, Huebschamann P, Langebeckmann F, Michelsson F, Schrödes G, Schulte-Tigger H. Clínica de la tuberculosis humana. Labor Barcelona, 1947.

6. Rossel G. Variation de léndémie tuberculleuse. In: Morin J. Tuberculose cours de Leysin. Lausanne Imp. Reunier, pp. 51-65, 1951.

7. Ruffino Netto A, Hijjar MA. Destaques da avaliação do programa nacional de controle da tuberculose — 1996. Bol Pneum Sanit, 5(2), pp. 59-62, 1997.

8. Ruffino Netto A. Tuberculose MDR. Médicos HC-FMUSP I(3):38-42, 1998.

9. TB/HIV. A Clinical Manual WHO, 1996.

10. Fraga C. Tuberculose pulmonar. Calvino. Rio de Janeiro, Mundo Médico, p. 420, 1931.

11. Hostilio T. Tuberculose e Literatura — Notas de Pesquisa. Tulo Hortilio Montegno. Segunda edição. A Casa do Livro, p. 414, 1971.

12. Kritski AL, Conde MB, Souza GM. Tuberculose — do ambulatório à enfermaria. São Paulo, Atheneu, 2ª edição. 303 p., 2000.

# Índice Remissivo

## A

Abreugrafia, 49
Acne facial, 55
Agrião, 50
Água na pleura, 50
Aids, 7, 23
  indivíduos infectados pelo
  vírus da, 33
Alcoolismo, 36
Alimentação adequada, 61
Amamentação na
  tuberculose, 59
Anticorpos, 32
Ar condicionado, 62
Áreas no Brasil onde ocorrem
  mais casos de tuberculose, 30

## B

BAAR, pesquisa de, 45
Bacilo
  da tuberculose, 4
  de Calmette-Guérin, 54
Baciloscopia, 45
BCG, vacina, 54
Bebidas alcoólicas, 60
Biopsia, 54
Bronquite crônica, 52

## C

Calmette-Guérin, bacilo de, 54
Câncer, 23
Catarro, 45
Cicatriz de tuberculose, 53
Controle da tuberculose, 23
Crise convulsiva, 56
Cultura para tuberculose, 435

## D

Defesas naturais, 31
Diabetes *mellitus*, 23
Diagnóstico da tuberculose, 47
Doença(s)
  pulmonares, 42
  sexualmente
  transmissível, 58

## E

Enfisema pulmonar, 52
Enxaqueca, 56
Erradicação da tuberculose, 29
Escarro 38
  exame de, 46, 59
Exame
  da secreção pulmonar, 45
  de escarro, 46, 59
  de sangue, 46
Exercícios físicos, 62

## G

Gânglios linfáticos, 51
Gravidez na tuberculose, 58
Gripe, 52
Grupos específicos onde a tuberculose é mais comum, 31

## H

Hemoptise, 17
Hepatite, 57
História da tuberculose, 1-13
  nas Américas, 9
  no mundo, 3
HIV, vírus, 24
  tratamento da tuberculose nos portadores de, 53

## I

Icterícia, 57

Indivíduos infectados pelo vírus da Aids, 33
Infarto agudo do miocárdio, 52

## K

Koch, bacilo de, 6, 23

## L

Laringe, tuberculose na, 51

## M

Mantoux, reação de, 48
Mastruz, 50
Medicamentos usados no tratamento da tuberculose, 55
  efeitos colaterais, 55
Médico particular, 42
Meninges, tuberculose nas, 51
Meningite
  contagiosa, 51
  tuberculosa, 51
Meningococo, 51
*Mycobacterium tuberculosis*, 36

## N

Náuseas, 56
Números da tuberculose, 21-26
  no mundo e no Brasil, 23

## O

Óbitos, 25
Organização Mundial de
  Saúde, 12, 24
Ossos, tuberculose nos, 51

## P

Pele, tuberculose na, 51
Personagens famosos que
  tiveram tuberculose, 17
Pesquisa de BAAR, 45
Peste
  branca, 5
  negra, 5
Pílulas anticoncepcionais, 58
Pleura, água na, 50
Pneumonia, 52
Portadores de HIV, tratamento
da tuberculose nos, 53
Posto de saúde, 63
PPD, teste, 49
Pronto-socorro, 42

## R

Raios X de tórax, 44
Reação de Mantoux, 48
Reumatismo, 10

## S

Saião, 49
Sangue, exame de, 46
Secreção pulmonar, 38
  com sangue, 42
  exame da, 45
Sífilis, 10
Sintomas da tuberculose, 41

## T

Telerradiografia de tórax, 49
Teste
  PPD, 49
  tuberculínico, 48
Tísica pulmonar e traqueal, 10
Tisiologia, 64
Tonteira, 56
Tórax, raios X de, 44
Tratamento da tuberculose no
Posto de Saúde, 63
Tuberculoma, 54
Tuberculose
  extrapulmonar, 51
  ganglionar, 4
  na história e nas artes, 15-20
    personagens famosos, 17
  números da, 21-26
    no mundo e no Brasil, 23
  pleural, 50
  pulmonar, 38

## V

Vacina BCG, 54
Vacinação contra a
  tuberculose, 35
Vírus HIV, 24
Vômitos, 56

**EDITORA TEATRAL LTDA**
Rua Bambina, 16 - (21) 2539-2661
Rio de Janeiro - RJ